Abnehmen beginnt im Kopf

Intuitives Essen - Die ehrliche und langfristige Lösung zum Abnehmen.

Der 7-Schritte-Guide!

Inhaltsverzeichnis

Vorwort

Eigentlich werden wir mit einem natürlichen Instinkt geboren, der unser Essverhalten reguliert. Dieser sagt uns, wann wir hungrig und satt sind. Aber bereits im Laufe unserer Kindheit und Jugend werden wir stark von äußeren Faktoren beeinflusst. Der fehlerhafte Umgang mit der Ernährung beginnt schon bei unserer Erziehung. Sätze wie „Iss deinen Teller leer, sonst bekommst du keinen Nachtisch" oder „Wenn du dich nicht benimmst, bekommst du kein Eis" programmieren uns unbewusst auf einen emotionalen und falschen Umgang mit dem Essen. Wir richten uns nicht mehr nach unseren natürlichen Bedürfnissen, sondern nach kulturellen Vorgaben, den Ratschlägen aus den Medien und den gut gemeinten Tipps unserer Eltern.

So fängt es an - kurze Momente, die uns immer weiter von unserer inneren Stimme wegführen.

Möglicherweise hast du, genau wie ich, im späteren Verlauf erfahren, dass eine Diät kurzfristige Erfolge herbeiführt. Du hast dich gesünder gefühlt und selbstbewusster, schließlich konntest du eisern bleiben und „**nein**" sagen, wenn die Verlockungen an jeder Ecke zu dir flüsterten.

An diesem Punkt hast du ein weiteres Mal die Signale deines Körpers verleugnet und ignoriert.

Vielleicht konntest du das strenge Diätregime an einem gewissen Punkt nicht mehr aufrecht erhalten und bist wieder in alte Essgewohnheiten zurückgefallen (Essanfälle inklusive). Was davon geblieben ist, ist ein schlechtes Körpergefühl und eventuell auch einige Kilos zu viel.
Du bist deinem Körper gegenüber misstrauisch geworden und hast die Verbindung zu ihm verloren.

All diese Beispiele sind Gründe dafür, warum wir uns immer mehr von unserer Intuition entfernen. Das Problem dabei: mit der Intuition verlieren wir auch den Sinn für unser persönliches Glück und unsere Gesundheit. Wie können wir also wieder anfangen, auf die innere Stimme zu hören und unsere wahren Bedürfnisse zu stillen? Wie können wir wieder zu einem normalen Essverhalten zurückfinden?

Mit diesem Schritteplan legst du die Grundsteine für eine neue Beziehung zu dir selbst und deinem Essenverhalten

Wenn du diesen Ratgeber erworben hast, fühlst du dich sehr wahrscheinlich beherrscht von dem Essen. Schuld und Schamgefühle begleiten dich täglich, aber ganz tief drinnen wünscht du dir, dich wieder fit und genährt zu fühlen. Du möchtest wieder glücklich sein und das Essen genießen können, ohne negative Gedanken dahinter.

Es gibt nämlich schönere Dinge im Leben, als sich 24 Stunden am Tag um das Essen zu sorgen oder Kalorien zu zählen.

Im Laufe dieses Schritteplans werden wir genau das erforschen, denn sobald du deine Beziehung zum Essen heilst, werden sich dir immer mehr neue Möglichkeiten eröffnen.

Ich teile hiermit vor allem meine eigenen Erfahrungen und die meiner Klienten, weil es **so** wichtig ist für alle Betroffenen! Viel zu viele Frauen und Männer fühlen sich dem Essen gegenüber machtlos und ausgeliefert. Sie fühlen sich unwohl im eigenen Körper und betiteln ihre Beziehung zum Essen als eine Art Hassliebe. Das muss und sollte nicht sein! **Jeder** hat es verdient, sich wohl zu fühlen in seinem eigenen Körper. Jeder verdient es, das Essen zu genießen und - als wichtigsten Punkt - sich nicht einzuschränken und zu leiden, um abzunehmen.

Abnehmen beginnt im Kopf. Mit dieser Methode wirst du auf eine liebevolle Weise langfristig Gewicht verlieren und dein gesundes Gewicht auch halten können - ganz ohne Stress und ohne Verbote! Wie? Durch die natürliche Weisheit deines Körpers und neue Denkweisen.

Der folgende Schritteplan wird dir dabei helfen und dich zu deiner Intuition und deinem persönlichen Glück zurückführen. Begebe dich nun auf die Reise zu deinem neuen, gesünderen **Ich**!

Schritt 1

Diäten funktionieren nicht - Ein neuer Weg

5 Wahrheiten über die Beziehung zum Essen

Die Nahrungsaufnahme zu kontrollieren funktioniert nicht, also warum nicht einen anderen Weg ausprobieren?

1. Die meisten Menschen haben bereits mehrere erfolglose Diäten hinter sich. Die Motivationsgründe dahinter mögen verschiedene gewesen sein - Gewichtsreduktion, Gesundheit, Detox oder einfach weil es inzwischen „normaler" ist, auf Diät zu sein, als intuitiv zu essen. Im Schnitt scheitern 95% aller Diäten, weil das Kontrollieren der Nahrungszufuhr, das Ausschließen bestimmter Nahrungsmittel oder

das Einteilen von Nahrungsmitteln in „gut" oder „schlecht" langfristig nicht praktikabel ist. Die Beteiligten landen meist in einer Diätspirale und fühlen sich körperlich, wie auch emotional miserabel.

2. Vielleicht hast du sogar schon 100x gehört, dass Diäten nicht funktionieren und es ist **wahr**. Gott sei Dank gibt es einen anderen Weg! Dieser erfordert **Vertrauen** und den **Mut**, aus der Komfortzone auszusteigen. Weg von der Kontrolle, weg von den Regeln, weg von den Diäten hin zum Kennenlernen der eigenen Bedürfnisse und Vorlieben. Es mag dir vielleicht im Moment noch Angst bereiten, jegliche Kontrollen wie das Wiegen, Messen und Tracken aufzugeben, aber hat diese Form von Kontrolle schon einmal langfristig für dich funktioniert? Wenn nicht, lese jetzt weiter!

Die Diätindustrie verdient Milliarden mit ihren Lügen!

3. Wenn du dich dazu entscheidest, gegen diesen Strom zu schwimmen und deine Beziehung zum Essen zu heilen, rebellierst du gegen die weitverbreitete

Diätkultur. Tu es, **sei ein Rebell**! Unsere Gesellschaft ist besessen davon, sich ständig selbst optimieren zu müssen, „gesund" zu essen und abzunehmen. Die Diätindustrie weiß das und erfindet immer mehr Lügen, um sie auf den Markt zu bringen und davon zu profitieren!

4. **Nicht du versagst dabei; es ist die Diät, die versagt.** Du bist kein Versager, nur weil du es nicht schaffst, einem Plan zu folgen oder keine langfristige Gewichtsabnahme verzeichnen kannst - dort draußen werden eine Menge Mythen über Ernährung, Gewichtsreduktion und die Gesundheit verbreitet! Wir sollten uns darüber ärgern, dass uns von Kindesbeinen an gelehrt wird, bloß nicht zu viel zu wiegen und um das zu erreichen, sollten wir unsere Nahrungszufuhr limitieren. Jemand, der abnimmt, hätte etwas erreicht oder sei gut.... Ahh! Das zu schreiben, macht mich schon wütend.

5. Die Wahrheit ist, dass du gegen diese Diätkultur ankämpfen kannst, indem du dich für die Freiheit und gegen die Kontrolle entscheidest.

Fordere deine inneren Glaubenssätze über Essen und Gewicht einmal heraus und du wirst den Teufelskreis brechen... und die Diätindustrie wird einen weiteren Kunden verlieren.

Du verdienst es, dich satt und gut zu fühlen. Du verdienst es nicht, dich zu schämen und dich schuldig zu fühlen

Essen ist dazu da, um gut zu schmecken und uns zu nähren. Wir Menschen sind so gestrickt. Wenn uns unser Kleinhirn nicht vermitteln würde, auf Nahrungssuche zu gehen, würden wir keinen Grund haben zu essen und aussterben.

Essen ist Leben. Es ist die essentielle Zutat, um am Leben zu bleiben. Unser Körper kann nur davon profitieren, wenn er das bekommt, was er braucht. Nicht zuletzt ist es auch emotional nährend, und das ist eine tolle Sache! Vom ersten Moment an, in dem wir als Babies essen, bauen wir eine Verbindung zu unserer Mutter auf und machen eine emotionale Erfahrung mit dem Essen. Denk einmal zurück an all die guten Erfahrungen, die du machen durftest!

Essen gehört also zum **angenehmen** Teil des Lebens und deshalb macht es keinen Sinn, sich schuldig und ängstlich zu fühlen. Es gibt kein „Sündigen", wenn es ums Essen geht Solche Begriffe bestärken nur die Idee, dass wir uns schlecht fühlen sollen und etwas Falsches gegessen haben. Und mit jenem Konzept nimmt die Kontrolle über das Essen immer mehr Überhand. Wenn du Frieden schließt mit dem Essen, übernimmst **du** wieder die Kontrolle und das Essen verliert die Macht über dich.
Du kannst lernen, ohne Schuldgefühle zu essen.

Essen ist eine Möglichkeit, dich selbst besser kennen zu lernen

Deine Beziehung zum Essen öffnet dir Türen, um dich selbst zu erforschen und eine „nährende" Beziehung zu dir selbst aufzubauen. Ein Zitat der Autorin Geneen Roth lautet: ***„Wie du isst, ist wie du lebst"***.

Lass' das ruhig einen Moment lang sacken.

Ich für meinen Teil habe mir viele Dinge verboten und vorenthalten. Rückblickend musste ich feststellen, dass ich mir nicht nur Nahrung entzogen habe, sondern auch jede

Menge Freude, Beziehungen und Spaß im Leben. Selbst, wenn ich mir etwas erlaubt hatte, konnte ich es nicht genießen, da ich anschließend von Schuldgefühlen geplagt wurde. Heute besteht eine bedingungslose Erlaubnis zu Essen **und** Freude dabei zu empfinden. Ich nehme mir Zeit für mich selbst, auch beim Essen... **gerade** beim Essen.

Dies ist deine Möglichkeit, zu erfahren, was dir wirklich gut tut und wie sich Selbstliebe anfühlt. Ich bin dafür sehr dankbar, denn so habe ich erst erfahren, was es wirklich bedeutet, für mich selbst zu sorgen!

Unser Körper ist weise... Du musst ihm nur zuhören

Unser Körper bringt uns vieles bei. Er strebt immer nach einer Balance und sendet Signale, wenn wir in Extreme rutschen. Wenn du lernst, ihm zuzuhören, wird er dir sagen, was er braucht und wieviel. Deine persönlichen Bedürfnisse leiten dich und führen dich zur emotionalen und körperlichen Sättigung.

Ja, das braucht Zeit und ist ein Prozess. Mit diesem Ratgeber machst du den Anfang. Vertraue darauf, **dass**

dein Körper sich selbst regenerieren kann und seine Balance findet, wenn du ihn nur lässt.

Hausaufgabe:

Deine Reise zu einer besseren Beziehung zum Essen startet heute!

Nimm dir einen Zettel und einen Stift. Erkläre dich dazu bereit, Frieden zu schließen mit dem Essen und schreibe: **„Ich bin bereit, Frieden zu schließen mit dem Essen!"**

Erkläre darunter, **warum** es so wichtig für dich ist. Behalte diesen Zettel und klebe ihn an eine Stelle, an der du ihn jeden Tag sehen kannst. Er wird dich daran erinnern, wofür es sich zu kämpfen lohnt!

Erkläre dich dazu bereit, keine Waage mehr zu nutzen, um dein Gewicht oder deine Essensmengen zu kontrollieren. Damit lässt sich weder Schönheit noch Erfolg messen.
Diese Werte geben nicht das wieder, was wirklich in deinem Körper geschieht. Alles, was sie in dir hervorrufen, ist

Druck, Angst und Panik. Dabei kann dein Gewicht einfach nur Wasser, Muskelmasse oder Mageninhalt sein. Diese Faktoren begünstigen ein täglich schwankendes Gewicht. Daher ist es unsinnig, dich zu wiegen! Schaue einmal, wie du dich die kommenden Wochen ohne Waage fühlst und entscheide dann selbst, ob sie dich weiterhin begleiten soll.

Es ist viel wichtiger, eine Gewichtsabnahme zu **spüren**, statt sie an Zahlen fest zu machen.

Im Laufe dieses Schritteplans erwarten dich noch folgende, spannende Themen:

- 5 Gründe, warum du dir selbst bedingungslose Erlaubnis geben solltest
- Wie isst du nach deinen Bedürfnissen?
- Nur bei Hunger essen? Mythen und Wahrheiten rund um das intuitive Essen
- Wie du nicht in die Falle einer „Scheindiät" tappst
- Warum Körperakzeptanz so wichtig ist, um Frieden mit dem Essen zu schließen
- Meine persönlichen Probleme, die ich mit dem Essen hatte

Schritt 2

Bedingungslose Erlaubnis zu essen

Wie fühlst du dich heute?
Hast du deine erste Hausaufgabe meistern können?
Wenn ja, hast du bereits einen großen Schritt getan und kannst sehr stolz auf dich sein!

Veränderung bildet den Grundstein für deinen Fortschritt.
Keine Veränderung = kein Fortschritt.

Aber Veränderung ist auch oft unangenehm. Wir neigen dazu, sie zu umgehen und zu vermeiden. Auch das liegt in unserer menschlichen Natur. Doch ich sage dir jetzt etwas Wichtiges: Wenn du einmal lernst, Veränderungen als Chancen zu begrüßen, begreifst du plötzlich, was alles möglich wird im Leben. **Alles**!

Nicht nur dein Idealgewicht wird greifbar, sondern auch deine Selbstverwirklichung, dein Seelenfrieden und dein ganz persönliches Glück **du allein bist dafür verantwortlich**, diese Veränderung anzugehen und dein bestes Leben zu kreieren, welches du dir schon immer gewünscht hast - und ich weiß, dass du das kannst!

Blicke der Wahrheit ins Gesicht. Dir mit einer Diät oder mittels anderer Kompensationsmaßnahmen Nahrung zu entziehen, hilft dir nicht, schön und glücklich auszusehen. Bestenfalls verlangsamst du auf diese Weise deinen Stoffwechsel und endest in einem miserablen Zustand - äußerlich, wie auch innerlich.

Die gute Nachricht aber ist: Du kannst dich aus dieser Diätspirale befreien, wenn du es **wirklich** willst und eine schnelle Gewichtsreduktion nicht mehr als höchste Priorität setzt! Das intuitive Essen ist nämlich kein Quick-Fix, dafür aber eine nachhaltige Methode, dein individuelles Idealgewicht langfristig und ohne Mühen zu halten.

Heute möchte ich dir zeigen, warum es so wichtig ist, dir bedingungslose Erlaubnis zu geben.

Für mich hat es etwas gedauert, diese Erkenntnis für mich anzunehmen. Aber dann änderte sich meine gesamte Denkweise gegenüber dem Essen. Anstatt das Essen in „Gut" und „Böse" einzuteilen, fing ich an, nur danach zu gehen, was mir schmeckte und was nicht. Was ich wirklich verlangte, was mein Körper gut verträgt und was ich wirklich essen wollte.

Und diese Vorgehensweise ist ein wichtiger Meilenstein auf deinem Weg zu einem gesunden Verhältnis zum Essen. Schaue dir nun zunächst einmal dein derzeitiges Essverhalten an. Und ich meine **wirklich ehrlich** und **objektiv** betrachtet!

Mein Essverhalten sah in etwa so aus: Vor der Arbeit trank ich morgens meinen Kaffee. Ich erschien überpünktlich im Büro und stürzte mich noch vor dem offiziellen Arbeitsbeginn auf die ersten E-Mails. Bis zur Mittagspause leerte ich eine Kanne Tee und natürlich Kaffee, Kaffee, Kaffee... Ach ja, hin und wieder lutschte ich 1-2 zuckerfreie Bonbons.

Anmerkung: *Unregelmäßiges Essen verlangsamt den Stoffwechsel und Koffein auf leerem Magen lässt deinen*

Cortisol-Spiegel (Stresshormon) in die Höhe schießen. Dies wiederum belastet die Nebenniere und führt langfristig zu einer hormonellen Inbalance, die sich auch in Form von Heißhunger/Süßhunger am Nachmittag bemerkbar macht!

Obwohl ich kurz vor 12 Uhr schon halb am Verhungern war, meldete ich mich meist freiwillig für die 13 Uhr Pause, damit die Abteilung so lange besetzt war.

Ich hatte nie mein Mittagessen dabei, denn die Vorbereitung am Vortag überforderte mich. Also ging ich mittags erstmal los zum nächsten Supermarkt und besorgte mir „leichtes" Essen. Einen Salat oder Obst und einen zuckerfreien Riegel. Bis 18:30 Uhr hielt ich mich mit noch mehr Kaffee und noch mehr Tee über Wasser. Kannst du schon erahnen, was danach folgte? **Richtig**, der ultimative Fressanfall, sobald ich zuhause ankam und die Küche betrat.

Objektiv betrachtet, hatte ich an so einem Tag **eine** Mahlzeit bis etwa 19 Uhr. Das ist verdammt nochmal zu wenig und lange nicht ausreichend gewesen. Unser Körper braucht regelmäßig genügend Energie, sonst fährt nicht nur der Blutzucker Achterbahn. Auch sinkt bis dahin der Leptinspiegel so drastisch, dass wir kaum noch mehr eine

Sättigung verspüren, selbst bei einem ausgiebigen Fressanfall nicht. Leptin ist unser Sättigungshormon und ohne einen regulierten Hormonspiegel haben wir nicht selten Dauerhunger und fühlen uns wie ein Fass ohne Boden.

Die Lösung: Regelmäßiges Essen ohne Verbote.

5 Gründe, warum Du Dir bedingungslose Erlaubnis geben solltest, regelmäßig und Alles zu essen

1. Um dich von all den widersprüchlichen Essensregeln zu befreien

Essensregeln sind Dinge, an die du glaubst, nachdem du Diätbücher gelesen hast oder mit anderen Menschen über die Ernährung gesprochen hast. Heutzutage spielen auch Instagram-Posts und YouTube-Videos über Fitness und Ernährung eine große Rolle. Der eine streicht Kohlenhydrate, der andere Fette. Mit der Zeit nimmst du automa9tisch irgendwelche Glaubenssätze und Ernährungsrichtlinien auf, ohne sie weiter zu hinterfragen.

Diese Regeln wollen dir weiß machen, dass du dein Essverhalten unter Kontrolle hast. Du fängst an zu glauben, dass du bestimmten Richtlinien folgen müsstest, um deinen Seelenfrieden zu finden. Somit hat die Diätindustrie ihr Ziel erreicht. Du beginnst, Ersatzware zu kaufen, Fitnessprogramme, Pulver und Diätbücher. Außerdem noch einen Fitnesstracker, einen Schrittzähler und eine Kalorienapp. Du denkst, dass dein Essverhalten völlig ausarten würde ohne diese Kontrollmechanismen - aber das tut es in Wahrheit nicht!

Wenn du diese Essensregeln beseitigst, ist endlich Platz für dein wahres Begehren - körperlich und emotional gesehen. Dein Körper ist einzigartig und es ist deine Aufgabe, herauszufinden, was er benötigt und dafür zu sorgen, dass er dies auch bekommt! Du brauchst keine spezielle Diät, um das herauszufinden. Das jahrelange Diätverhalten hat mich nur unglücklich, dicker und gestresster gemacht.

2. Um den Teufelskreis aus Restriktion, Fressanfällen und Schamgefühlen zu brechen

Dieser ewige Kreislauf wird für viele Frauen und Männer kräftezehrend. Du versuchst ständig gut zu sein, indem du weniger oder gesünder isst, nur um am Ende des Tages deinem Heißhunger zu erliegen. Die Schuldgefühle hinterher sind zudem mindestens genauso groß, wie die Mengen, die du zwanghaft gegessen hast.

Dabei ist dies nur eine logische körperliche Reaktion auf das restriktive Essverhalten. Wenn dem Körper keine regelmäßige Energie zugeführt wird, entwickelst du schnell einen übertriebenen Fokus auf die energiedichtesten Dinge auf diesem Planeten: Süßkram und Fastfood. Dabei hat der Körper es speziell auf die Kohlenhydrate in Verbindung mit Fett abgesehen, da dies am schnellsten die größte Energie liefert...während du dich außer Kontrolle fühlst und maßlos Chips und Schokolade in dich hinein stopfst.

Die anschließenden Schuld- und Schamgefühle lassen dich im Teufelskreis feststecken. Trotzdem traust du dich nicht, den richtigen Weg zu gehen und dir bedingungslose Erlaubnis zu geben. Doch wenn du dies tust, wirst du merken, dass es völlig ok ist, einfach das zu essen, was du willst (sogar, wenn du nicht körperlich hungrig bist!!). Erst, wenn du dir selbst regelmäßig und ausreichend Nahrung zuführst, wird dein Körper sich wieder sicher und wohl fühlen. Auf langer Sicht wird er auch nicht mehr am Rad drehen, wenn es das nächste Mal Essen gibt.

3. Um deinem Körper zu vertrauen... und dir selbst

Sich selbst bedingungslose Erlaubnis zu geben erfordert Vertrauen in deinen Körper und dir selbst. Es wird dich herausfordern, deine alten Glaubenssätze zu beseitigen, die du dir um das Essen geschaffen hast. Das sind Sätze, wie: „Wenn ich mir erlaube zu essen, nehme ich unendlich zu" oder „Wenn ich mir meine Lieblingslebensmittel erlaube, kann ich nicht aufhören, sie zu essen."

Weil du diesen Ratgeber erworben hast, glaube ich, dass du dir durchaus auch ein anderes Szenario vorstellen könntest (und vielleicht sogar wünschst?), und du gerne wieder Vertrauen in deinen Körper haben möchtest. Zu glauben, dass das, was er tut, richtig ist. Darauf vertrauen, dass er Kohlenhydrate zur Energiegewinnung braucht und das auch mal in Form von Schokokeksen geschehen kann. Darauf vertrauen, dass du leckere Speisen genießen kannst ohne dabei die Kontrolle zu verlieren. Darauf vertrauen, dass normales Essen eine Option für dich ist.

4. Um Essen als Essen anzusehen

Essen ist nur Essen. Es ist ein Werkzeug, um dem Körper Energie zuzuführen und ihn zu nähren. Es hilft ihm, zu **leben**. Die Etiketten „Gut" und „Schlecht", die du den Lebensmitteln zuordnest, sind nur Bewertungen, die du beseitigen kannst! Genauso, wie du alle anderen Regeln rund ums Essen auch verabschieden kannst!

Essen ist nicht „gut" oder „schlecht". Es gibt Nahrungsmittel, die weniger nährreich sind als andere, aber dennoch können sie integriert werden, denn sie fördern dein emotionales Gleichgewicht!

Auch wenn der Salat noch so viele Vitamine und Nährstoffe besitzt: Wenn du wirklich hungrig bist, und ein Sandwich willst, gibt sich dein Körper mit dem Salat nicht zufrieden. In diesem Moment ist es einfach nicht die beste Option und dein Heißhunger wird dich zeitnah zum nächsten Essanfall führen. Iss' die Pizza oder was auch immer du begehrst, ohne Schuldgefühle. Therapiere damit deine Seele! Denke daran: Der Stress, den du dir um die Diät und Gewichtsabnahme machst, ist schädlicher für deine Gesundheit als hin und wieder Fast Food auf dem Teller.

Am Ende des Tages ist Essen nur noch Essen. Erinnere dich selbst daran, dass du immer alles haben kannst, wann du willst und in den Mengen, die du willst. Wenn du deine Sichtweise dementsprechend änderst, hat das Essen keine emotionale Kontrolle mehr über dich. Du kannst sie zurückgewinnen, indem du dich dazu entscheidest, das Essen als Energiequelle, Nahrung und Vergnügen anzusehen.

5. Um zu essen, was du möchtest. Ohne Kompensation hinterher

Du verdienst es, alles essen zu können, was du begehrst und einfach weiterzumachen. Dadurch musst du nichts wieder „gut machen", denn du hast keinen Fehler gemacht. Es ist nur Essen. Du musst auch nicht erst Sport machen, um zu essen. Du musst nicht erst einen Salat essen, und du darfst auch nach dem Essen einen Nachtisch verspeisen.

Dein Körper weiß, wie er die Nahrung verarbeitet und verdaut. Er wird dir sagen, wie viel er benötigt, um zu funktionieren - wenn du nur darauf vertraust! Es ist außerdem gut zu wissen, dass die Mengen variieren können. Manchmal isst du mehr und manchmal weniger. Das ist normal. Dein Körper wird es selbst wieder ausbalancieren, wenn du ihn lässt. Das nächste Mal wirst du weniger hungrig sein.

Anstatt zu kompensieren und wieder auf den Diäten-Zug zu springen, hole tief Luft und warte einfach bis zur nächsten Mahlzeit!

Denke daran: Erinnere dich zu jeder Mahlzeit daran, dass du alles wieder haben kannst, auch zu einem späteren Zeitpunkt. Sage dir: *„Ich erlaube mir das. Ich kann es immer haben, wenn ich will."*

Hausaufgabe:

Lege dir Zeiten fest für 3 Hauptmahlzeiten und 2 Zwischenmahlzeiten. Notiere dir auch, was du wann gerne essen möchtest und versuche diesen Plan die kommende Tage schrittweise umzusetzen!

Schritt 3

Wie isst Du nach Deinen Bedürfnissen?

Im letzten Schritt hast du gelernt, warum es so wichtig ist, dir bedingungslose Erlaubnis zum Essen zu geben. Heute geht es darum, deinen Körper emotional und physisch zu nähren und ihm wieder das zu geben, was er wirklich benötigt.

Enthaltsamkeit & Diät halten setzen den Körper unter Stress
Dein neues Mantra: Diäten funktionieren nicht!

Eine Studie, die ich immer wieder gerne dazu heranziehe, ist die Minnesota Starvation Study.

Im Jahre 1944 wurden 36 freiwillige, gesunde, männliche Insassen unter Beobachtung ein Jahr auf eine stark kalorienreduzierte Diät gesetzt. Es gab lediglich 1570 Kalorien pro Tag, was im Durchschnitt über 500 Kalorien weniger für jeden Einzelnen bedeutete. Während diesem Experiment hat man bereits nach kurzer Zeit folgende Symptome bei den Probanden beobachten können:

- Die Gedanken drehten sich nur noch ums essen bzw. nicht essen.
- Es wurden zwanghaft Kalorien gezählt, um ja nicht über den Bedarf zu kommen
- Es begann eine richtige Obsession mit Essen und vor allem auch mit Rezepten
- die Männer wurden zunehmend vergesslich
- es machte sich eine Schlappheit und Abgeschlagenheit breit
- einige begannen sogar, sich mehr und mehr zu isolieren und bekamen Depressionen

Womöglich hast du diese Symptome und Verhaltensweisen auch schon einmal am eigenen Leibe erfahren. Erstaunlich ist aber auch, dass diese Symptome jenen einer klinisch diagnostizierten Essstörung gleichen.

Weiterhin ist interessant, dass die Insassen nach dem Experiment anfingen, überkalorisch zu essen. Sie aßen durchschnittlich über 4000 Kalorien täglich, hatten regelrechte Fressanfälle und dabei scheinbar auch kein Sättigungsgefühl mehr. Das verlorene Gewicht während des Experiments nahmen sie dadurch selbstverständlich wieder zu. Ihr Stoffwechsel fuhr auf drastische Weise herunter.

Was sagt uns diese Studie also?

Diäten machen besessen auf Essen. Auch bei gesunden Menschen!

Es ist nicht deine Schuld, wenn du versagst, sondern die natürliche Reaktion des Körpers, wenn ihm etwas entzogen wird, das er zum Leben benötigt!

Nahrungsentzug bedeutet Stress für den Körper. Diese Art abzunehmen ist weder liebevoll noch nachhaltig und erfordert Willenskraft und äußeren Druck, der völlig unnötig ist. Dein Körper wird sich an dir rächen, denn seine Bedürfnisse werden ignoriert und seine Gesundheit vernachlässigt.

Wie stillst Du nun wirklich Deine Bedürfnisse?

Indem du der Diätmentalität entsagst und eine neue, neutrale Haltung gegenüber dem Essen einnimmst. Entscheide dich dazu, nach deinen Bedürfnissen zu essen und nicht nach den Richtlinien irgendwelcher selbsternannten Experten und Gurus!

Auch nicht mental einschränken!

Selbst, wenn du dich in Bezug auf die Nahrungsaufnahme nicht mehr einschränkst, aber immer noch bestimmte Lebensmittel oder Makronährstoffe ausgrenzt, manifestiert sich ein **eingeschränktes Denkmuster**. Das Einteilen, Ausschließen und Überdenken ist genauso stressig für den Körper und daher nicht gesünder als „ungesunde" Nahrungsmittel.

Mit Hilfe von Achtsamkeit wirst du diese giftigen Gedanken und falschen Glaubenssätze identifizieren und verabschieden können. Es wird Zeit, all jene einmal zu erkunden und zu überprüfen. Du bist nicht geboren worden mit diesen Glaubenssätzen, vielmehr wurden sie dir im Laufe der Zeit durch die Medien und der Diätkultur eingepflanzt. Wir sind Gehirngewaschen und lassen uns sehr einfach beeinflussen.

Sei wieder unvoreingenommen und neugierig. Höchstwahrscheinlich hast du eine halbe Ewigkeit damit verbracht, dich für dein Essverhalten zu verurteilen, dafür dass du nicht „gut" gewesen bist oder einen Ausrutscher hattest. Sei neugierig! Erforsche jetzt deine wahren Vorlieben!

Neugierde und liebevolle Selbstgespräche. Hinter den negativen Stimmen steckt immer eine Angst. Unterdrücke diese Angst nicht länger und stelle dich ihr, sonst kommt sie doppelt so kraftvoll zurück!

Beispiel:
„Ich darf keine Kohlenhydrate essen. Sie machen dick und sind deshalb schlecht für mich."

Merkst du, dass es sich hier nur um Angst handelt? So stellst du dich ihr:
„Hmm… Ich frage mich, warum ich mir die Kohlenhydrate wirklich verbiete. Eigentlich mochte ich schon immer Brot und Nudeln. Wenn ich keine Kohlenhydrate esse, befriedigt

mich mein Essen nicht und alles, woran ich denken kann, ist Süßes oder Deftiges. Eine Stunde später habe ich schon wieder Hunger. Ich frage mich, ob die Sättigung nicht länger anhält, wenn ich das essen würde, was ich wirklich möchte."

Mitgefühl als Lösungsansatz:
„Ich weiß, dass es ok ist, jetzt ein Brötchen zu essen. Brötchen, Kartoffeln, Nudeln und Co. sind normal und bilden seit Jahrzehnten die Basis unserer Ernährung. Es ist ok, jetzt wieder Kohlenhydrate zu essen **und** zu genießen."
„Mir geht es nicht besser, wenn ich mich überesse."
„Mir geht es nicht besser, wenn ich hungere."
„Mit Essen kann ich nicht meine Probleme wegdrücken, ganz im Gegenteil!"
„Ab jetzt genieße ich wirklich mein Essen."

Dein Mindset ist entscheidend. Gehe **rational** an deine Glaubenssätze heran und stelle alle Aussagen in Frage. Auf diese Weise nehmen sie immer weniger Einfluss auf dich und verlieren ihre Macht über dein Essverhalten.

Deine Ängste sind aus gutem Grund entstanden - vielleicht um dich einer Gruppe zugehörig zu fühlen oder ein Gefühl von Kontrolle über dein Leben zu erlangen. Viele entwickeln

Ängste und Zwänge auch, um sich von negativen Erlebnissen und Gefühlen abzulenken. Trotzdem ist es nicht unmöglich, diese Ängste zu überwinden. Schaffe Platz für neue Gedanken, wie „Ich darf alles essen, was ich will" oder „Essen ist nur Essen.“

Physische Bedürfnisse stillen

Was benötigt der menschliche Körper?

Dank unserer heutigen Kenntnis über den Körper, können wir bereits pauschale Angaben machen:

- genug Wasser/Flüssigkeit (etwa 2-2,5 l Minimum)
- 7- 8 Std. Schlaf/Ruhe
- moderate Bewegung
- Nährstoffe, Vitamine und Mineralstoffe
- Energie in Form von Kohlenhydraten, Fetten und Eiweißen in **jeder** Mahlzeit für eine optimale Sättigung. Um den Blutzucker- und Cortisolspiegel in Balance zu halten, ist es außerdem wichtig, regelmäßig zu essen und keine dieser Mahlzeiten aufzuschieben.

Das regelmäßige und ausgewogene Essen wird deinen Stoffwechsel wieder heilen und dir helfen, dich wieder vital und fit zu fühlen. Mache dir immer wieder bewusst, dass dein unbändiges Verlangen und der Süßhunger von einem Mangel kommen.

Wie kannst du deine Mahlzeiten ausgewogen und intuitiv gestalten?

Nutze die unten stehende Tabelle und wähle für deine Hauptmahlzeiten jeweils ein Lebensmittel aus jeder Spalte:

Ballaststoffe	**(komplexe) Kohlenhydrate**	**Proteine**	**Fette**
Gemüse	Vollkorn-Brot	Milch, Joghurt, Käse, Quark etc.	Butter, Ghee, kaltgepresstes Öl Erdnussbutter, Nussmus
Obst	Getreideflocken, Müsli	Fleisch, Fisch, Tofu, Tempeh	Nüsse/Samen
	Kartoffeln, Polenta, VK-Nudeln/Reis, Getreide, Hülsenfrüchte, Pseudogetreide (Amaranth, Quinoa, Buchweizen, Hirse)	Eier	Oliven, Avocado

Zellsättigung

Durch das ständige Diät halten und durch eintönige, vitalstoffarme Ernährung VERHUNGERN die Zellen in unserem Körper. Das macht sich durch Schlappheit und Müdigkeit bemerkbar, sowie Heißhunger und kurzfristige Sättigung.

Daher empfehle ich anfangs die Zellen mit Hilfe von folgenden Supplementen wieder aufzufüllen:

- Vitamin B - Komplex, Vitamin D, Magnesium, Selen, Eisen, Zink
- Probiotika zum Aufbau der Darmflora

Diese Tabelle gibt dir Auskunft darüber, welche Nährstoffe, Vitamine, Mineralien oder Spurenelemente dir fehlen könnten:

Verlangen nach	**Mögliches Defizit**	**Was essen?**
Schokolade	Magnesium	Nüsse, Samen, Hülsenfrüchte, Obst
Süßigkeiten, süße Speisen	Chrom	Brokkoli, Trauben, Käse, Hähnchen
	Kohlenstoff	frisches Obst
	Phosphor	Huhn, Rind, Fisch, Eier, Milchprodukte, Nüsse, Hülsenfrüchte, Getreide
	Schwefel	Cranberries, Meerettich, Blumenkohl, Brokkoli, Kohl
	Tryptophan	Käse, Lamm, Leber, Rosinen, Süßkartoffel, Spinat
Brot, Toast, Nudeln, Backwaren	Stickstoff	Eiweißreiche Nahrungsmittel: Fleisch, Fisch, Nüsse, Bohnen
Fettige Speisen, Frittiertes	Calcium	Milch, Käse, Joghurt, Hülsenfrüchte, Brokkoli, grünes Blattgemüse
Salzige Speisen	Chlorid/Salz	Fisch, Ziegenmilch/käse, Algenblätter
Allgemeines Überessen	Silizium	Nüsse, Samen
	Tryptophan	Käse, Lamm, Leber, Rosinen, Süßkartoffel, Spinat
	Tyrosin	Orangen, grünes oder rotes Obst und Gemüse, Vitamin C Präperate

Seelennahrung

Ja, auch Seelennahrung benötigt der Körper für eine emotionale Balance. Frage dich also, was deine Seele nährt. Schokolade? Ok, aber gibt es auch Tätigkeiten und Aktivitäten, die dich emotional sättigen? Schreibe dir alles auf, was dir dazu einfällt.

Deine Hausaufgabe:

Achte einmal genau auf deine Gedanken. Meist sind diese nicht rational und unbegründet - und das weißt du. Achte einmal darauf, wie oft du dich am Tag von alten Glaubenssätzen leiten lässt. Spüre, wie sehr sie dich derzeit noch unter Kontrolle haben und versuche dir selbst mit **Mitgefühl** und **Neugierde** gegenüber zu treten. Vielleicht hilft es dir, wenn du die Gedanken einmal aufschreibst.

Schritt 4

Mythen rund um das Thema „intuitiv essen"

Immer mehr Menschen wird bewusst, dass Hungern und Diäten nichts bringen. Daher entstand vor ein paar Jahren eine richtige Gegenbewegung, die zu einer Anti-Diät und radikaler Körperakzeptanz auffordert.

Die Intentionen dahinter sind auch völlig berechtigt und verhalfen vielen wieder zu einem besseren Verständnis ihres Körpers. Mit der stetig wachsenden Community aus Internetgruppen, Blogs und Instagram-Accounts, verbreiteten sich aber auch einige Mythen in Bezug auf das intuitive Essen und die neue Körperakzeptanz (aka Bodypositivity).

Mythen rund ums intuitive Essen

1. **Es geht nur um Hunger und Sättigung**

Großer Mythos - oft wird das intuitive Essen zusammengefasst als „Essen, wenn du hungrig bist und aufhören, wenn du satt bist." Auch, wenn die korrekte Vorgehensweise gar nicht viel komplexer ist, muss ich hier etwas hinzufügen. Immerhin wirst du schon genug damit zu tun haben, dich von den Regeln und den Zahlen zu verabschieden. Da wäre es unangebracht, deinen Hunger auch noch mittels einer Skala festzulegen, bevor du etwas isst... Also, hier ist der Deal:

Es gibt mehrere Arten des Hungers und nicht immer stammt er aus der Magengegend.
Warte nicht, bis du halb verhungert bist, nur um die nächste Mahlzeit zu essen.

Körperlicher Hunger:

*K*ann auch das Bedürfnis nach Flüssigkeit, Schlaf, Bewegung oder Ruhe sein. Mit einfachen Fragen findest du heraus, um was es sich handelt. „Habe ich heute schon genug getrunken/geschlafen/ geruht/Bewegung gehabt?"

Anmerkung: Koffein, Sodas und Alkohol dehydrieren den Körper! Du benötigst in dem Falle also mehr Flüssigkeit.

Mentaler Hunger:

Du hast mentalen Hunger, wenn du trotz regelmäßiger und ausreichender Zufuhr am Ende des Tages immer noch zum Schokokuchen (oder Eis oder Schokoriegel, oder oder...) greifen MUSST, weil du dich sonst nicht richtig befriedigt fühlst.

Mit großer Wahrscheinlichkeit teilst du bestimmte Nahrungsmittel immer noch in „gut" oder „schlecht" ein und verbietest sie dir tagsüber unbewusst. Dies ist insofern ungünstig, da das eingeschränkte Denkmuster erhalten bleibt und langfristig nicht zum Frieden mit dem Essen führt. Daher erlaube dir alles zu jeder Zeit! Der verbotene Apfel bleibt sonst immer interessant und wird am Ende doch gegessen (in größeren Mengen, als du benötigst).

Emotionaler Hunger:

*D*u hast emotionalen Hunger, der nicht mit Essen zu stillen ist, in bestimmten Gefühlslagen, wie Stress, Druck, Trauer oder Einsamkeit. Warum ist das so? Indem du zum Essen greifst, lenkst du dich für kurze Zeit von diesen negativen Emotionen ab, anstatt sie zu verarbeiten und zu spüren (was selbstverständlich Kraft kostet). Essen bei emotionalem Hunger ist ein einfacher Weg der **Vermeidung**, aber wie lange hält diese Lösung an? Und sind es die Scham- und Schuldgefühle hinterher auch wert?

Gefühle sind dazu da, um gefühlt zu werden und um sie auszudrücken. Mit Hilfe dieser Tabelle kannst du deine Gefühle besser navigieren und deinen Körper mit **Neugier** und **Mitgefühl** entgegentreten:

Bevor Du isst: Frage Dich, wie Du Dich fühlst...

hungrig?	Wann hast du zuletzt gegessen? Ist dein Hunger emotional oder braucht dein Körper Energie? Wenn dein Körper Essen braucht, dann gebe ihm etwas nahrhaftes zu essen!
wütend?	Was ist gerade los, das dich so wütend macht? Macht Stress dich wütend? Finde heraus, warum du so fühlst und wie du den Druck abbauen kannst.
einsam?	Wann warst du zuletzt unter Menschen? War es positiv oder negativ? Kontaktiere deine Freunde, triff dich mit ihnen und verbringe mit ihnen eine schöne Zeit.
müde?	Hast du genug Ruhe & Schlaf bekommen? Brauchst du eine kleine Pause? Nehme dir eine kleine Auszeit, um ein wenig zu relaxen.

Probierhunger:

Der Probierhunger ist das, wenn du etwas isst, einfach weil es sich lecker anhört und du es probieren möchtest oder dir in der Situation einfach danach ist. Mit dieser Handlung reagierst du auf die **Neugier** deines Körpers mit **Mitgefühl.**

Wo auch immer dein Hunger herkommt, mache dich nicht verrückt, wenn du einmal isst, ohne hungrig zu sein oder wenn du dich bereits „voll" fühlst. Es ist ok und menschlich.

Dies ist ein Anti-Diät-Ansatz, welcher voraussetzt, dass Perfektion und unrealistische Ziele für immer verabschiedet werden. **Das** bedeutet intuitives Essen.

1. **Eine nährstoffreiche Ernährung ist nicht wichtig**

Viele Menschen glauben, dass die Ernährung keine Rolle mehr spielt, sobald man alle Essensregeln ablegt und sich selbst bedingungslose Erlaubnis zum Essen gibt. Nun, zum einen habe ich am eigenem Leibe viele eigene Erfahrungen dazu machen dürfen, und zum anderen wurde mir während der Ausbildung zur ganzheitlichen Ernährungsberaterin Vieles erst so richtig klar. Natürlich spielt es auch eine Rolle, WAS du isst und was nicht.

Die Herangehensweise ist nur eine andere: statt etwas als „diättauglich", „schlecht" oder „ungesund" zu betiteln und dogmatisch danach zu wählen, rate ich dazu, jedes Lebensmittel auf eine Art zu sehen, die deinen Körper nähren und versorgen kann. Frage dich also stets selbst: „Was vertrage ich gut?", „Was gibt mir genügend Energie und schmeckt mir auch noch sehr gut?" Wenn du die Antworten dazu kennst, ist dies deine persönliche, individuelle, perfekte „Diät" oder Ernährungsweise. Keine andere!

Mit diesem Ansatz wird das Thema Ernährung auch erheblich einfacher für dich. Du findest vielleicht heraus, dass ausgewogene Mahlzeiten und viele Ballaststoffe dich mehr befriedigen und länger sättigen als andere. Du findest heraus, zu welcher Tageszeit du was benötigst und wieviel davon. Du merkst, dass du dich vitaler fühlst, je mehr Gemüse und Obst du snackst. Und dein Körper zeigt dir, dass er mit zu viel Süßem nicht klar kommt. Nicht, weil es irgendwo vorgegeben ist oder geschrieben steht, sondern weil du es **selbst erproben** konntest! Nutze die Reaktionen deines Körpers als einen Wegweiser für deine Entscheidungen.

2. **Intuitiv Essen hilft beim Abnehmen**

Ach ja...der Abnehm-Mythos! Vielleicht hast du selbst schon bemerkt, dass sich etwas besser verkauft, wenn man die Wörter „Abnehmen" oder „-Diät" dranhängt. So kam es auch, dass der Bestseller von Elyse Resch und Evelyn Tribole „Intuitive Eating" einfach in „Intuitiv abnehmen" ins Deutsche übersetzt wurde. Erkennst du die Masche..?

Das intuitive Essen ist in erster Linie ein **Werkzeug**, um das eigene Essverhalten wieder zu normalisieren und die Zwänge dahinter zu beseitigen. Der innere Frieden und ein gesundes Verhältnis zum Essen steht dabei im Vordergrund, nicht etwa ein rasanter Abnehmerfolg. Sobald du ein natürliches Essverhalten erlangt hast, folgt die Gewichtsabnahme als positiver Nebeneffekt.

Die eigene Körperakzeptanz spielt dabei selbstverständlich auch eine große Rolle, denn jedem Einzelnen sollte klar werden, dass es verschiedene Körperformen gibt **und** dass dies **ok** ist. Jeder Mensch ist von Natur aus anders und hat andere Vorlieben, und das ist auch gut so! Ein normales

Essverhalten aufzubauen, hilft dir dabei, dein natürliches Körpergewicht zu finden und zu erhalten! Und dieses Gewicht hat nichts mit BMI-oder Idealgewichts-Angaben zu tun.

Stelle dir vor, dein Körper hat seine eigene Tagesordnung und eine normale Essstruktur ist ein Teil davon und trägt zur inneren Balance bei. Sobald du mit einer Diät oder fremden Richtlinien gegen steuerst, brichst du seine Struktur und bringst sein "Programm" durcheinander. Alles, was dies erzeugt, ist Stress. Der Körper wechselt in seinen Notfall-Modus und setzt alles daran, seine Tagesordnung aufrecht zu erhalten.

Dein Ziel sollte es also sein, **mit** deinem Körper zu arbeiten und nicht gegen ihn. Nur so wird er langfristig ein gesundes Gewicht erreichen und halten. Dieses Gewicht ist dein **realistisches** Gewicht. Solltest du dir ein unrealistisches Gewichtsziel setzen, endest du mit großer Wahrscheinlichkeit wieder im Teufelskreis aus Diät-, Hunger- und Fressphasen. Erlaube deinem Körper, sein eigenes Wohlfühlgewicht selbst zu finden und pfusche ihm nicht dazwischen.

Die Sache mit der „Körperakzeptanz"

Apropos Körperakzeptanz. Dies bedeutet nicht, dass du von heute auf morgen jedes kleinste Detail deines Körpers lieben musst. Körperbildarbeit braucht Zeit - und ja, auch ein wenig Arbeit, denn womöglich warst du dein ganzes Leben lang davon überzeugt, dass dein Körper nicht liebenswert ist.
Weil wir heute in einer körperorientierten Kultur leben, werden wir stark beeinflusst und fühlen uns in unserem Körper unwohl. Uns wird gesagt, dass wir dünner sein müssen, um gesünder zu sein, um in einer Beziehung zu sein, um uns anzupassen, um uns gut zu fühlen und vieles mehr.

Fast jede Frau, die ich kenne, hat irgendwann einmal mit ihrem Körperbild zu kämpfen gehabt. Körperakzeptanz bedeutet aber nicht, dass man anfangen muss, den Körper zu lieben und sich jeden Tag vor dem Spiegel zu sagen: „Ich liebe dich”, besonders wenn man es selbst gar nicht glaubt!

Es bedeutet vielmehr, dich mit deinem Körper zu verbinden, ihm zuzuhören und zu lernen, sich mit ihm wohl zu fühlen. Auch hier lautet der Lösungsansatz zur Annäherung wieder **Neugier** und **Mitgefühl**. Versuche, genau das mit deinem Körper zu praktizieren.

Es wird dir helfen, Frieden mit dem Essen zu schließen, denn bald wirst du in der Lage sein, dir selbst wirklich bedingungslose Erlaubnis mit dem Essen zu geben - wenn du deinen Körper so annimmst, wie er derzeit ist! Die Nahrungsaufnahme wird einfacher für dich sein, wenn du auf deinen Körper und seine Signale vertraust und ihm gegenüber Mitgefühl ausdrückst.

Deine Hausaufgabe:

1. Übe dich darin, deinen Körper zu respektieren. Auch hier nutze wieder deine **Neugier** und dein **Mitgefühl**. Wenn er Hunger- und Sättigungssignale sendet, erlaube dir, sie zu stillen. Erforsche seine Vorlieben: Welche Geschmäcker, welche Konsistenz, welche Temperatur etc. bevorzugt er?

2. Am Ende eines jeden Tages, frage dich:

- Hast du genügend Eiweiß in **allen** Mahlzeiten gehabt?
- Hast du gute Fettquellen in **allen** Mahlzeiten gehabt?
- Isst du REGELMÄßiG deine Mahlzeiten?
- Isst du deine Lieblingssnacks als Zwischenmahlzeit?

Falls nicht, ändere etwas daran und beobachte die Auswirkungen.

3. Fange an mit einem leichten Sportpensum von 3 x 20 Minuten moderater Bewegung pro Woche. Wähle dabei ausschließlich Bewegungsarten, die dir wirklich Spaß machen und bewege dich in einem Rahmen, in dem du dich wohl fühlst. Sport unter Zwang erhöht dein Stresslevel und verhindert die Fettverbrennung!

Spazieren gehen oder Radfahren sind der perfekte Einstieg, um mehr Bewegung in den Alltag zu integrieren.

Schritt 5

Wie Du nicht in die Falle einer Scheindiät tappst!

Beim intuitiven Essen gibt es kein richtig oder falsch. Nur deine innere Einstellung und deine Denkweise müssen übereinstimmen. Vielleicht hast du schon einmal versucht, nach den Prinzipien zu essen, bist deiner Meinung nach aber gescheitert. Weil dies ein völlig neuer und anderer Ansatz ist, als jener sämtlicher Ernährungsberater, Experten und Gurus, kann es sich manchmal komisch anfühlen, sich einzig und allein auf die Intuition des eigenen Körpers zu verlassen.

Ich habe viele Frauen auf ihrem Weg zum befreiten Essen begleiten dürfen und bin diesen Weg auch selbst gegangen. Daher möchte ich an dieser Stelle auch darauf aufmerksam machen, dass deine Denkweise eine große Rolle spielt. Denn wenn du das weißt, wirst du Gefühle des Versagens vermeiden können.

Um diese Ernährungsweise ein Leben lang umsetzen zu können, musst du **immer** auf die Weisheit deines Körpers zurückgreifen können. Wenn sich dein Lebensstil ändert oder der Gesundheitszustand, du aktiver wirst oder schwanger bist - die Weisheit deines Körpers wird sich mit den Umständen wandeln und dich in diesem Moment richtig leiten.

Die essentielle Denkweise hinter dem intuitiven Essen

1. **Es ist keine Diät**

   Gott sei Dank ist das intuitive Essen keine Diät! Wenn du es aber gewohnt bist, dich nach Plänen und Regeln zu richten, kannst du auch hier leicht in die Falle tappen. Vielleicht denkst du auch, dass alles okay ist, solange du nur nach Hunger und Sättigung gehst.

   Beim intuitiven Essen geht es um Intuition - deine Gefühle, deinen Instinkt, nicht etwa um rationale Handlungen. Dies setzt automatisch voraus, dass du auf deinen Körper hörst und herausfindest, was **du** benötigst. Es bedeutet auch, zu wissen, dass du auch mal ohne Hunger essen wirst. Mit der Zeit findest du heraus, wann du voll bist und welche Mengen du benötigst.

Das intuitive Essen wird zur Normalität, du wirst nicht mehr großartig darüber nachdenken oder auf irgendetwas achten.
Du musst dich nicht mehr länger wie besessen mit Kalorien, Gewichts- oder Portionsangaben befassen und dir unnötig Stress machen mit Vorausplanungen.

2. **Es muss für dich praktikabel sein**

Das intuitive Essen bringt dich in Einklang mit deinem Körper. Er wird dir sagen, was du wirklich brauchst und du beginnst, dich selbst immer besser kennenzulernen. Du wirst den Genuss wieder entdecken und dich an den Mahlzeiten erfreuen können!

Die Falle: zu glauben, dass es dringend nötig ist,

- zu stoppen, sobald du dich nicht mehr hungrig fühlst
- nur exakt das zu essen, was du in diesem Moment begehrst
- ständig einkaufen zu gehen oder zu kochen, damit du gut vorbereitet bist.

Diese Denkweise ist gefährlich und idealistisch, weil sie nicht praktikabel ist und dich dauerhaft unter Stress setzt - genau wie jede andere Diät! Auf den eigenen Körper zu hören, ist bei Weitem nicht so komplex.

3. **Frieden schließen mit dem Essen bedeutet, alle Kontrollen fallen zu lassen**

Dies bedeutet, dass es okay ist, nach Snacks und Fertiggerichten zu greifen, wenn du unterwegs bist. Oder auch einmal früher zu essen, wenn es sich sonst nicht einrichten lässt. In diesem Falle isst du **aus Vernunft** und sorgst vor, um nicht in den unmöglichsten Situationen hungrig (und schlecht gelaunt) zu werden. Es kann auch bedeuten, sich mehr Zeit für den Einkauf einzuräumen und flexibel zu sein. Intuitives Essen soll praktisch und bequem bleiben. Ist es das für dich nicht, solltest du deine Glaubenssätze dahinter nochmals hinterfragen.

Grundsätzlich gilt:
Wenn es gut riecht, aussieht und dein Interesse weckt, probiere es! Wenn du es magst, esse ein komplettes Gericht davon! Aber wenn du isst, setzte dich hin. Essen kannst du nur lernen zu genießen, wenn du dabei sitzt und dem Vorgang volle Aufmerksamkeit schenken kannst.

3. **Den Körper zu respektieren bedeutet auch, auf deinen gesamten Gesundheitszustand zu achten**

Letzten Endes dreht es sich beim intuitiven Essen nicht nur mehr um das Essen, sondern auch um alle anderen Bereiche des Lebens. Intuitiv leben heißt, in allen Situationen, Beziehungen, Verhältnissen etc. nach dem Instinkt zu gehen und immer zugunsten des eigenen Wohlbefindens zu entscheiden.

Deine allgemeine Gesundheit ist nicht nur abhängig von deiner Ernährung und deiner Fitnessroutine. Wenn du mental und emotional unausgeglichen bist, hilft die beste Ernährung nicht. Deine Glaubenssätze und dein Umfeld sind, genauso wie die körperlichen Faktoren wie Schlaf und Erholung, ausschlaggebend für deine Gesundheit.

Den Körper zu akzeptieren bedeutet, Selbstsorge statt Selbstzerstörung auszuüben. Anstatt das Essen als eine Form von Kontrolle über den Körper anzusehen, entscheidest du dich nun dazu, dich rücksichtsvoll und liebevoll um deinen Körper zu kümmern (denn darauf wartet er seit Jahren!). Tust du dies, wird dein Körper nämlich anfangen, Rücksicht auf **dich** zu nehmen.

Indem du stets für dich sorgst, heilst du automatisch deine Beziehung zum Essen. Anstatt dich zu betäuben und das Essen als Bewältigungsmechanismus zu missbrauchen, lernst du, dich den negativen wie auch positiven Gefühlen zu stellen und sie auf selbstliebende Weise zu bewältigen.

Warum Essen nicht Dein Feind ist

Letzten Endes ist das Essen und das Problem, welches du damit hast, nicht dein Feind. Es war in der Vergangenheit vielmehr ein Werkzeug, um dich schnell und kurzfristig besser zu fühlen. Du hast womöglich einmal darauf zurück gegriffen, als du dich wertlos und schlecht gefühlt hast. Es ist einfacher, sich auf das Essen und das Gewicht zu fokussieren, als sich mit den negativen Emotionen auseinander zu setzen und sie zu ertragen. Ich weiß das alles, denn ich habe das genauso gemacht... Es gibt dir „eine Aufgabe", die dich über Stunden, Monate, Wochen beschäftigen kann und sorgt für Erfolgserlebnisse und Glücksgefühle (solange noch alles gut läuft).

Die Einschränkung der Nahrungszufuhr, das Diät halten oder Überessen kann dir anfangs ein Gefühl von Befreiung vermitteln. Manchmal scheint es der einzige Ausweg zu sein. Dennoch ist dieses befreite Gefühl nur temporär und die negativen Emotionen kehren zurück. Wenn du nicht mehr länger im Teufelskreis enden möchtest, musst du **jetzt** etwas ändern!

Es wird einfacher, dir selbst zu vertrauen, wenn du weißt, dass du kein Versager bist, nur weil das Essen für dich noch ein Problem darstellt.

Nur weil du Bedenken hast bezüglich deines Essverhaltens, bist du keine wertlose Person - fast jeder Mensch hat Probleme mit der Selbstliebe! Der Unterschied ist aber, dass du das nun bemerkt hast und auch den richtigen Weg hinaus kennst. Selbstsorge und Intuition werden dich zu einer besseren Beziehung mit dem Essen, deinem Körper und dir selbst leiten.

Um das nochmals klar auszudrücken: negative Gedankenmuster rund um Essen und Gewicht, wie Vergleiche, Ideale, Kalorienzählen, Schuldzuweisungen und Selbsthass **müssen** gehen, wenn du dein volles Potenzial erreichen möchtest.

Dies ist notwendig, um Frieden zu schließen. Dein Kopfkino beeinflusst deine Resultate.

Ich kann dir gar nicht sagen, wie viele hübsche Menschen ich beraten durfte, die sich abgrundtief hassten und sich selbst für hässlich und fett hielten - was selbstverständlich nicht der Fall war!

Wo kommt das her?
Wir haben alle unsere Geschichte und Hintergründe, aber wenn du nicht heute deine Denkweise änderst, wird dir auch die Kenntnis über die Ursache nicht weiterhelfen!

Aus diesem Grund verbringen viele Menschen unnötig viele Jahre in Therapien, um zu analysieren, wo der Ursprung des Übels sitzt. Aber solange sie nicht in der Lage sind, ihre Denkweise in der Gegenwart zu ändern, wird sich auch alles andere nicht ändern.

Um es auf den Punkt zu bringen: Alles geschieht in deinem Kopf. Das ist alles. Deine Gedanken formen deine Realität.

Dein Verstand sucht Komfort, Vergnügen und Kontrolle. Das bedeutet, dass er auch alle negativen Gefühlslagen vermeiden möchte. Daher kreisen deine Gedanken stets um die bevorzugte Methode, um unangenehme Gefühle abzuwehren.

Wenn dir dein eigenes Kopfkino einmal bewusst wird, mache dir klar, dass es **falsch** ist und dass **du** allein die Macht darüber hast. Schalte es aus, bevor es dich einnimmt! Denn dann wirst du schließlich in der Lage sein, die wahre

Ursache zu bearbeiten und zurück in dein Wunschleben zu treten.

Und dies ist die Essenz für dauerhafte Veränderungen.

Es ist die Reise, die dich zurück zu deinem Herzen führt, wo du eins bist mit dir.

Deine Hausaufgabe:

Fühle, um zu heilen. Bemerke Situationen, in denen deine Gedanken um Restriktion, Diät und Gewichtsabnahme kreisen. Benenne das Gefühl, welches du in diesem Moment fühlst. Und wenn du dann auch noch übst, mit diesem Gefühl zu verharren, für ein paar Minuten - gehst du den ersten Schritt, um deine Beziehung zum Essen zu heilen, damit du es langfristig nicht mehr benötigst, um negative Gefühle zu vermeiden.

Schritt 6

Mit Körperakzeptanz gegen Schubladendenken, Trends und Gruppenzwang

Heutzutage ist es schon normal, sich zu irgendeiner Gruppierung zugehörig fühlen zu müssen. Jedes Jahr gibt es einen neuen Ernährungstrend, ob vegan, paleo, glutenfrei etc. (die Liste ist lang). Solche Etiketten können aber auch schnell dazu führen, dass du dich zu sehr mit ihnen identifizierst und es zunehmend schwieriger wird, wirklich Frieden mit dem Essen zu schließen.

Plötzlich ist es nicht mehr nur das Essen, sondern etwas, *was du bist*.
„Ich **bin** vegan/vegetarisch/paleo/low carb...". Auch, wenn es völlig ok ist, das zu essen, was deinen ethischen Werten und Vorstellungen entspricht, aber wenn du deine

Ernährungsweise abhängig machst von deinem Selbstwert und deiner Identität, läuft etwas schief.

Schubladen und Etiketten halten dich in der Komfortzone gefangen. Als ich zu 100% vegan lebte, war das ein Weg für mich, weiterhin bestimmte Nahrungsmittel zu vermeiden und nicht essen zu müssen. Im Nachhinein waren dies selbst auferlegte Regeln. Strikte Ernährungsweisen verleiten uns dazu, Listen zu schreiben von den Lebensmitteln, die wir essen dürfen und Regeln, die wir einhalten müssen. Wenn wir diese brechen, sind wir Versager und müssen uns schuldig fühlen. Das ist dir anfangs vielleicht noch nicht ganz klar, aber im Laufe der Zeit wirst du immer mehr in den Bann gerissen durch YouTube-Videos irgendwelcher Gurus, Blogartikel, Bücher und Klatschzeitschriften. Dort saugen wir die (falschen) Informationen und Regeln auf und fangen an zu glauben, dass sie wahr sein müssen.

In der Vergangenheit startete ich unzählige Versuche zuckerfrei zu leben. Letztendlich hielt dieses Vorhaben ein paar Tage und ich gab nach. Weil ich dem Zucker das Etikett „giftig" aufdrückte, verbannte ich ihn. Trotzdem schien es so, als wollte mein Kopf nur eins: Zucker! **Jetzt**. Was der

Körper nicht darf, begehrt er. So ist das. Wenn du das Alles-oder-Nichts-Denken aufgibst, findest du endlich eine Balance, anstatt dich in der endlosen Spirale aus Restriktion und Überessen weiter zu drehen.

Ich gab mir selbst die bedingungslose Erlaubnis, alles zu essen – richtig, alles. Dazu schrieb ich mir sogar einen Zettel, um mich immer wieder zu erinnern: **„Du darfst alles essen und genießen, was du willst!"** Indem du diese Etiketten beseitigst, verschwindet auch die Angst, sich an „verbotenen" Dingen zu überessen. Seitdem ich es mir erlaube, Süßigkeiten zu essen, esse ich sie tagelang kaum, an anderen Tagen mehr, manchmal weniger. Ich bin in der Lage, meine Körpersignale zu deuten und merke, dass mir große Mengen Zucker die Energie rauben und Kopfschmerzen herbeiführen. Ich bin bei meiner Intuition angekommen und gedeihe in ihr. Gutes Essen ist mir wichtig. Ich esse es achtsam und fühle mich nicht schuldig danach.

Intuitiv essen in der Praxis

Viele meiner Klienten verraten mir, dass sie gewisse Regeln und eine Struktur benötigen, um ihr Essverhalten zu kontrollieren. Sie vertrauen ihrem Körper nicht. **Beginne**

daher als allerersten damit, Vertrauen aufzubauen. Nutze den Merksatz „Es ist sicher, meinem Körper zu vertrauen, und alle Regeln fallen zu lassen." Gebe dir ruhig genügend Zeit für diese Reise;

Frieden zu schließen mit dem Essen kann bedeuten, dass du jeden Tag deine Lieblingsschokolade essen wirst — und das ist ok, denn du hast sie dir lange Zeit verboten.

Erlaube dir selbst, das intuitive Essen zu erforschen, ohne dich selbst für irgendetwas zu verurteilen. Vielleicht fühlst du dich anfangs komisch dabei, immerzu auf deinen Hunger zu achten und darauf, was er wirklich begehrt, aber mit der Zeit geht diese Fähigkeit in Fleisch und Blut über, sodass es für dich ganz natürlich wird. **Bewerte dein Essverhalten nicht, denn dies ist ein Lernprozess!**

Tipp: Gehe schrittweise in das intuitive Essen über:

- nehme dir eine Hauptmahlzeit oder einc Zwischenmahlzeit vor
- wähle intuitiv -> **welche Temperatur soll mein Essen haben?** Warm, kalt, lauwarm
- wähle intuitiv -> **welche Konsistenz?** Breiig, knackig, weich, knusprig, saftig ... etc.

- wähle intuitiv -> **Geschmack?** Würzig, süß, scharf, bitter, salzig

Achte während des Essens darauf, dass du nicht abgelenkt wirst und an einem Tisch sitzt. Nutze nicht dein Bett oder die Couch dafür. Nimm dir die Zeit und die Ruhe, um den Geschmack deines Essens genau wahrzunehmen. Versuche, es mit Worten zu beschreiben und die einzelnen Zutaten heraus zu schmecken.
Bleibe bewusst im Moment und vermeide jegliche Gedanken an bevorstehende Termine, Sorgen oder andere Probleme. Schätze den Moment und die Tatsache, dass du zu jeder Zeit ein nahrhaftes und vielseitiges Essen haben kannst.

Ab heute bedeutet das Essen für dich:

- bewusst zu schmecken
- bewusst zu beobachten
- bewusst im Moment zu sein
- bewusst nicht zu urteilen

Erinnere dich selbst täglich daran, dass es keine Einschränkungen mehr gibt. Wenn du dein Essverhalten nicht mehr kontrollierst, findest du deinen Frieden. So versicherst du deinem Körper und deinem Kopf, dass er keine Diät oder Nahrungseinschränkung mehr fürchten muss. Er kann entspannen und relaxen und lässt mehr und mehr alle Schuldgefühle, Ängste und Zweifel los.

Erst dann wirst du erfahren, wie sich das Essen tatsächlich in deinem Körper anfühlt. Statt den Zucker oder Gluten zu vermeiden, weil es „böse" ist, wirst du feststellen, dass es völlig ok ist, beides zu essen. Oder vielleicht stellst du fest, dass dein Körper nicht sehr gut darauf reagiert.

Das ist Freiheit für mich. Sie erlaubt mir, mein Leben zu leben, ohne einen konstanten Gedanken an das Essen zu verschwenden. Ohne zu fragen: Sollte ich...? Darf ich...? Ist das gut für mich? Ich bin in der Lage, mich auf wichtigere Dinge und Projekte zu konzentrieren und anderen Menschen und Beziehungen meine Aufmerksamkeit zu schenken. Das Essen kontrolliert nicht mehr meinen Tagesablauf. Meine Gedanken sind frei!

Deine Hausaufgabe:

- Erstelle eine Liste mit deinen angstbesetzten Nahrungsmitteln• Bei jedem Stichpunkt frage dich: „Wo kommt diese Angst her? Ist sie berechtigt?"• Nehme dir für jedes Nahrungsmittel Zeit, um dich mit der Angst zu konfrontieren. Erforsche, wie es sich wirklich in deinem Körper anfühlt, wenn du es isst.

- Mache dir bewusst, dass ein eingeschränktes Denkmuster in den meisten Fällen zum Überessen führt und, dass einzig und allein der Frieden mit dem Essen zu einer langfristigen Balance führt.

Schritt 7

Die Diätmentalität gehen lassen und Frieden finden

Nach diesem Schritteplan ist eine Sache sicher: Du wirst nie in der Lage sein, deine Ziele zu erreichen, solange du dich selbst immer wieder runter machst und abwertest. Und dies gilt für alle Bereiche des Lebens! Noch dazu gibt es nichts, das mehr anziehend wirkt, als eine Person, die sich selbst liebt und respektiert!

Selbstliebe ist also essentiell und Teil deines erfolgreichen Lebens - auf allen Ebenen. Aus der Zeit, in der ich so starke Probleme mit dem Essen hatte, weiß ich, dass die Selbstliebe damals nicht existent war.

Wie kannst Du nun lernen, Dich selbst zu lieben?

Ich gebe meinen Klienten gern ein „Selbstliebe-Rezept" an die Hand:

1. Erstelle eine Liste mit mindestens 20 Dingen, die dich glücklich machen
2. Lege diese Liste an einen Platz, an der du sie jeden Tag lesen kannst und versuche täglich 2 Aktivitäten davon in deinen Alltag zu integrieren. Mache dies zu deiner Priorität! Wenn es dir hilft, notiere sie als Termin in deinen Terminkalender. Dies ist deine tägliche „Ich-Zeit".

Wenn du dir selbst nicht diesen Raum gibst, wirst du früher oder später das Essen als „Puffer" nutzen wollen oder schlichtweg als Werkzeug, um dich selbst kurzfristig aufzuheitern. Tust du stattdessen die Dinge auf der Liste, wirst du langfristig deine Balance finden und keinen Seelentröster nötig haben!

Kleine Erinnerung:

Wenn du dich selbst so quälen musst, um deiner Wunschvorstellung zu entsprechen, ist das nicht gesund für

dich. Dein ideales und gesundes Gewicht steht in keiner BMI-Tabelle... Es ist das Gewicht, welches dich am gesündesten **fühlen** lässt. Und dieses kann sogar schwanken!
Gesundheit ist so viel mehr, als nur besonders gesund zu essen...

Gesund sein ist abhängig von **dir**, deiner Umgebung, deinen Beziehungen und Verhältnissen, deinem Schlaf, deiner (moderaten) Bewegung, deinem Stressmanagement und deiner Wasser- und Mineralstoff-Zufuhr!

Das nächste Mal, wenn du in Versuchung gerätst, eine neue Diät auszuprobieren, erinnere dich selbst an alle negativen Effekte, die eine Restriktion herbeiführt.

Ich helfe dir mit dieser Liste:

- du wirst deine Freiheit verlieren
- du wirst schöne Dinge verpassen und Verabredungen absagen
- du bringst deine Hormone durcheinander
- du bekommst Haarausfall
- deine Gedanken drehen sich den ganzen Tag ums Essen

- dein Stoffwechsel verlangsamt
- du entwickelst Zwänge, um dich abzulenken
- deine Verdauungsorgane werden geschwächt
- du wirst leicht reizbar und schwach
- du entwickelst Ängste oder Schuld und Schamgefühle
- du verlierst deine Identität und weißt nicht mehr, was du wirklich willst
- du wirst keine Energie mehr für Dinge haben, die wichtig sind im Leben
- du verschwendest stattdessen Zeit und Energie damit, dich selbst zu kritisieren und dein Essen zu planen
- du opferst deine mentale **und** körperliche Gesundheit!!!

Befreie dich selbst aus diesem Kreislauf. Definiere deine **eigene** Wahrheit und finde **deine** Balance!

Meine Geschichte

Ich kenne das Gefühl, die Kontrolle zu verlieren und den Wunsch, unrealistischen Körperidealen nach zu eifern. Ich war besessen von jedem Krümel Essen, den ich mir zuführte. Ich konnte Stunden damit verbringen, Kalorien zu zählen und Listen oder Pläne zu erstellen. Ich bin Kilometer weit gelaufen, weil ich dachte, das wäre „gut" für mich. Insgeheim rechnete ich mir aus, wie viel Kalorien ich dabei verbrannt habe.

Ich verlor mich selbst im Ernährungsdschungel, weil ich dachte, das Wissen würde mir zur perfekten Diät verhelfen. Doch stattdessen fand ich schließlich Frieden und meine natürliche Intuition. Ich hatte es satt, ständig über das Essen nachdenken zu müssen, zu essen, was ich eigentlich nicht mag und nie richtig satt zu sein (auch nicht nach den Essanfällen). Außerdem fühlte ich mich trotz einer Gewichtsabnahme nie gut genug in meinem Körper.

Heute weiß ich, dass ich als junge Erwachsene einen Halt suchte und Hoffnung in die Diätenwelt setzte. Ich fühlte mich schlecht und benötigte ein Erfolgserlebnis, Anerkennung und Liebe. Ich verglich mich mit anderen und wertete mich selbst ab. Mein Glaube, dass mir ein dünner Körper mehr Freude, Freunde und Frohsinn bringen würde, führte mich in eine dunkle Spirale aus noch mehr Selbsthass und Schamgefühlen. Immer wieder hatte ich mir eingeredet, dass ich das alles für mein eigenes Wohl tun würde, aus Selbstsorge für meine Gesundheit und mein

Selbstbewusstsein. Was davon übrig blieb, war ein verzerrtes Körperbild und ein niedriger Selbstwert...

Frieden finden

Als ich mir die bedingungslose Erlaubnis gab, alles zu essen, befürchtete ich, dass ich wie ein Ballon aufgehen würde und nicht mehr aufhören könnte, zu naschen. Doch das Gegenteil geschah: Ich spürte meine Sättigung wieder, ich fand zurück zu normalen Portionen und die Essanfälle blieben aus. Letzteres war für mich der entscheidende Punkt, um das überschüssige Gewicht zu verlieren. So brachte mich der Frieden mit dem Essen und die Achtsamkeit zu meinem Idealgewicht, welches ich seit nunmehr 5 Jahren halte!

Meine Beziehung mit dem Essen war eine Beziehung der Angst und Kontrolle. Mit den Werkzeugen, die ich dir in diesem Ratgeber vorgestellt habe, begann ich, Frieden zu schließen. Es kommt mir immer noch wie ein Wunder vor, zu sagen, dass ich heute völlig normal essen kann, nicht mehr besessen bin vom Essen oder davon, mich zu bewegen und exzessiv Sport zu treiben. Ich bewege mich nur noch in einem Rahmen, der mir gut tut. Ich vertraue meinem Körper, schätze ihn und halte mein

Idealgewicht. Ich bin an einem Ort angekommen, wo ich mir selbst und meiner Intuition vertrauen kann.

Dies ist auch für dich möglich!
Ich wünsche mir, dass auch du diesen Ort in dir findest. **Das Essen hat keine Macht über dich und kann nicht für dich entscheiden**. Essen ist Energie, Nahrung, Vergnügen, und **Leben**... und doch ist es **nur** Essen. Mit dem Essen Frieden zu schließen erfordert viel Zeit, Arbeit und Energie, aber das ist es wert! Du bist es wert!

Es ist hart, die Diätmentalität aufzugeben, weil wir in einer regelrechten Diätkultur leben. Sehr wahrscheinlich bist du schon in jungen Jahren damit in Berührung gekommen - über die Medien, die Familie, Freunde oder belanglose Konversationen. Diät halten verbindet Menschen weltweit. Man erwartet heutzutage schon von uns, dass wir an einem bestimmten Punkt in unserem Leben abnehmen. Daher sind nicht nur die Diäten das Problem, sondern auch die Werte, die uns von Geburt an vermittelt werden. Uns allen wird beigebracht, dass unser Wert und unser Wohlbefinden gewichtsabhängig ist.

Du allein entscheidest, ob Du auf diesen Zug aufspringst oder Deinen eigenen Weg gehst und Frieden schließt. Ich bin froh, dass die Bewegung gegen die Diätindustrie immer mehr Anhänger findet. Werde ein Teil davon und erfahre wie es ist, intuitiv zu leben und all deine Energien für neue Interessen, Projekte und Beziehungen zu nutzen. Arbeite in einem Bereich, den du liebst, werde wieder kreativ und verbringe mehr Zeit mit Dingen, die dich fröhlich machen anstatt deine Zeit dem Kalorienzählen und Sport treiben zu opfern.

Deine Hausaufgabe:

Entscheide dich heute dazu, aus der Diätmentalität auszutreten. Verbanne Diätbücher, Kalorientracker und Zeitschriften. De-abonniere Kanäle und Accounts, die sich mit Fitness und Ernährung beschäftigen und Minderwertigkeitskomplexe in dir hervorrufen. Folge stattdessen Menschen, die einen Anti-Diät Lebensstil führen und gelernt haben, das Essen zu genießen - es gibt viele von uns da draußen!

Lass mich noch einmal zusammenfassen, was du in diesem Ratgeber gelernt hast:

- Warum Diäten und Kalorienrestriktion zu mentalem, körperlichem **und** emotionalem Stress führt
- Die Kraft der bedingungslosen Erlaubnis
- Warum du Mitgefühl und Neugier benötigst, um intuitiv zu essen
- Was das intuitive Essen **nicht** ist und wie du es nicht zu einer Diät machst
- Warum Essen nicht der Feind ist und die Denkweise ausschlaggebend für deine Handlungen ist
- Wie du dich von Etiketten befreist
- Warum das Vertrauen auf deinen eigenen Körper wichtig ist, um Frieden mit dem Essen zu schließen.

Ich glaube daran, dass jeder von uns intuitiv essen kann, wenn wir unsere Körpersignale als Wegweiser nutzen. Außerdem verdienen wir es auch, uns gut zu fühlen in unserem Körper, damit wir uns mit Freude bewegen und unseren Körper für all das schätzen können.

Gestehe dir selbst ein, dass du keine Lust mehr hast, dir vorschreiben zu lassen, was gut oder schlecht für dich ist. Wie viel du trainieren solltest und was du nicht essen solltest. Tief im Herzen bist du dazu bereit, das Essen wieder genießen zu können und dich wieder mehr deinem Körper und seinen Bedürfnissen zu widmen.

Ich wünsche dir viel Erfolg dabei und hoffe, dass du viele nützliche Ratschläge aus meinem Ratgeber ziehen kannst!

Impressum

1. Auflage

Kontakt: Julian + Fabian Möller / Endenicher Str. 302 / 53121 Bonn
Covergestaltung: Tim Frey
Coverfoto: depositphotos.com